Libro de cocina para diabéticos para principiantes

Recetas rápidas y saludables para diabéticos recién diagnosticados

Kelly Hunt

ÍNDICE DE CONTENIDOS

INTRODUCCIÓN:

¿Qué es la diabetes?

La diabetes es una enfermedad en la que el cuerpo no produce suficiente insulina o no la utiliza adecuadamente.

La insulina ayuda al organismo a absorber y utilizar el azúcar de los alimentos. También transporta los nutrientes del sistema digestivo a las células de todo el cuerpo, y ayuda al organismo a utilizar las proteínas, las grasas y los hidratos de carbono. Sin insulina, el azúcar permanece en la sangre y supone un riesgo para los órganos. Sin insulina, el cuerpo no puede funcionar correctamente.

Con la diabetes, la capacidad del cuerpo de regular la insulina para mantener los niveles normales de azúcar en la sangre se ve comprometida. El nivel de azúcar en sangre puede ser demasiado alto, demasiado bajo o quedarse justo en el medio.

Si esto ocurre, se libera demasiada o muy poca insulina en el torrente sanguíneo. Esto puede provocar graves problemas de salud en las personas con diabetes, como el coma diabético, enfermedades cardíacas o daños en los nervios. En algunos casos, no hay tratamiento y puede producirse la muerte.

La diabetes afecta a personas de todo el mundo. El número de personas que viven con diabetes ha aumentado constantemente en las últimas décadas.

La diabetes es una enfermedad crónica causada por un desequilibrio del azúcar en sangre. Aunque el nivel de glucosa de un individuo puede mantenerse dentro de los límites aceptables durante un tiempo, puede acumularse con el tiempo, ya que el cuerpo trata de compensar constantemente para mantener niveles estables de azúcar en sangre.

El azúcar en sangre varía a lo largo del día debido a las hormonas y la dieta. Por lo general, un adulto sano produce de forma natural dos tipos de azúcar -alto y bajo- en su cuerpo. Los niveles altos de azúcar son regulados por el páncreas, mientras que los niveles bajos son regulados por la insulina. Cuando la cantidad de insulina producida por el páncreas es insuficiente, o no hay insulina en absoluto, los niveles de glucosa en sangre se elevan y deben mantenerse estables con una ingesta constante de alimentos.

La diabetes no puede curarse ni controlarse; sin embargo, puede controlarse mediante la dieta y el ejercicio. Hay que consumir una dieta saludable para evitar las complicaciones derivadas de los niveles elevados de glucosa en sangre, como enfermedades cardíacas, renales, ceguera, enfermedades hepáticas o amputaciones.

Por qué elegir recetas para diabéticos y cómo hacerlas

La diabetes es una enfermedad que dura toda la vida y que requiere cambios en la dieta y controles de azúcar en sangre. Y las recetas para diabéticos son justo lo que necesitas para seguir el camino correcto.

En comparación con una receta normal con 36 gramos de carbohidratos por ración, muchas recetas para diabéticos se reducen en un 50% o más y son ricas en proteínas, fibra y otros nutrientes beneficiosos.

Beneficios de las recetas para diabéticos

Las recetas para diabéticos pueden ayudarle a reducir el nivel de azúcar en sangre y el colesterol, e incluso pueden mejorar su perfil lipídico. Esto es una gran noticia para las personas con diabetes de tipo 2 y las que tienen riesgo de padecer enfermedades cardíacas.

He aquí algunos ejemplos:

Reducir los niveles de azúcar en sangre: una receta para diabéticos es una buena forma de controlar los niveles de glucosa en sangre, ya que suelen ser bajas en grasa, sodio y azúcar procesado.

Reducir el colesterol: las recetas para diabéticos son una buena opción para las dietas bajas en colesterol. Las proteínas suelen sustituir a las grasas, mientras que el uso de cereales integrales puede ayudar a reducir la presión arterial.

Mejore su perfil lipídico: muchas recetas para diabéticos son ricas en fibra y otros nutrientes que pueden mejorar su perfil lipídico y reducir el riesgo de enfermedades cardíacas. Además, el uso de esteroles y estanoles vegetales (ambos presentes de forma natural en el maíz) como agentes reductores del colesterol puede convertirlos en una opción eficaz.

Cómo preparar deliciosas recetas para diabéticos

Utiliza ingredientes frescos - Las frutas y verduras frescas de temporada son naturalmente bajas en grasa y contienen menos calorías. Busque una variedad de colores en sus productos para obtener la máxima nutrición. Intenta consumir cuatro o cinco frutas y verduras de colores diferentes cada día. Coma alimentos no procesados - Cuanto menos se procese un alimento, más nutrientes conservará. Los cereales integrales, las alubias, las legumbres y las frutas y verduras frescas son algunas de las mejores fuentes de fibra y vitaminas A y C.

Sustituir las grasas saturadas por grasas insaturadas - Utilizar aceites saludables como el de canola, maíz, oliva y cacahuete para sustituir las grasas saturadas de origen animal es una forma estupenda de disfrutar de deliciosas recetas sin que ello suponga un perjuicio.

¿Qué se puede cocinar para los diabéticos?

Con el alto contenido de azúcar, sal y grasa que tienen muchas recetas tradicionales, los diabéticos pueden tener más dificultades para cocinar platos deliciosos. El siguiente libro de cocina para diabéticos debería ayudar a aliviar parte de ese estrés proporcionando alternativas saludables a las recetas tradicionales.

Uno de los síntomas más comunes de la diabetes es el estreñimiento. Esto puede provocar deshidratación y mala circulación en el cuerpo. Cuando se cocina una comida, el sistema digestivo no recibe una estimulación constante, lo que hace que funcione mal y produzca menos jugos digestivos que ayudan a la digestión. Los diabéticos deben buscar recetas que no les resequen, así como recetas que puedan aportar diferentes tipos de nutrientes a su organismo.

Si se es diabético, el consumo de alimentos ricos en ciertas vitaminas como la A y la D puede provocar efectos secundarios graves. Por ejemplo, las personas con diabetes deben estudiar la posibilidad de comprar suplementos vitamínicos que tengan menos azúcar que las vitaminas tradicionales. Además de comer alimentos saludables, los diabéticos deben limitar la cantidad de alcohol que beben. El alcohol puede aumentar los niveles de azúcar en la sangre y deshidratar aún más a los diabéticos, lo que supone un riesgo más grave para su salud. Los diabéticos deben tener cuidado con la cantidad de alcohol que consumen.

Una forma de que un diabético mantenga baja su ingesta de calorías es probando nuevas recetas. Cuanta más variedad tenga en su dieta, mejor. Con comidas cuidadosas y calculadas, un diabético puede mantener su dieta para la diabetes. Ser creativo en la cocina le proporcionará nuevas ideas de recetas para diabéticos que pueden evitar que se acerque a un tentempié azucarado.

Los diabéticos deben prestar mucha atención a los alimentos que consumen antes de las comidas. Los diabéticos pueden notar una diferencia en sus síntomas si consumen ciertos tipos de carbohidratos durante la comida en lugar de antes.

DESAYUNO

1. Sémola fácil y cremosa

Tiempo de preparación: 5 minutos

Tiempo de cocción: 10 minutos

Porciones: 4

Ingredientes:

- 1 taza de leche descremada
- 1 taza de sémola de maíz molida a la piedra
- Del armario:
- 2 tazas de agua

Direcciones:

1. Vierta la leche y el agua en una cacerola a fuego medio, y luego llévela a fuego lento hasta que se caliente.
2. Añadir la sémola de maíz y remover bien. Reducir el fuego a bajo y cocinar tapado de 5 a 7 minutos, batiendo continuamente, o hasta que la sémola esté tierna.
3. Retirar del fuego y servir caliente.

Nutrición: Calorías: 168Grasas: 1,1g Proteínas: 6,2g Carbohidratos: 33,8gFibra: 1,1g Azúcar: 2,8g

2. Galletas sencillas sin cereales

Tiempo de preparación: 10 minutos

Tiempo de cocción: 15 minutos

Porciones: 4

Ingredientes:

- ¼ de taza de yogur griego natural bajo en grasas
- 1½ tazas de harina de almendra finamente molida

Del armario:

- 2 cucharadas de mantequilla sin sal
- Pizca de sal

Direcciones:

1. Precalentar el horno a 375ºF (190ºC). Forrar una bandeja para hornear con papel pergamino y reservar.
2. Poner la mantequilla en un bol apto para microondas y calentarla en el microondas de 15 a 20 segundos, o hasta que esté lo suficientemente blanda.
3. Añadir el yogur y la sal al bol de la mantequilla y mezclar bien.
4. Vierta lentamente la harina de almendras y siga removiendo hasta que la mezcla se convierta en una masa ligeramente pegajosa y desordenada.
5. Utilice una taza medidora de ¼ de taza para amontonar las bolas de masa en la bandeja para hornear forrada con pergamino y aplane cada una en forma de galleta redonda, de aproximadamente 1 pulgada de grosor.

6. Hornee en el horno precalentado de 13 a 15 minutos, o hasta que las galletas estén ligeramente doradas.
7. Dejar enfriar los bizcochos durante 5 minutos antes de servirlos.

Nutrición: Calorías: 309 Grasas: 28,1g Proteínas: 9,9g Carbohidratos: 8,7g Fibra: 5,1g Azúcar: 2,0g Sodio: 31mg

3. Coles de Bruselas con huevos fritos

Tiempo de preparación: 10 minutos

Tiempo de cocción: 15 minutos

Porciones: 4

Ingredientes:

- 1 libra (454 g) de coles de Bruselas, en rodajas
- 2 dientes de ajo, cortados en rodajas finas
- Zumo de 1 limón
- 4 huevos

Del armario:

- 3 cucharaditas de aceite de oliva virgen extra, divididas
- ¼ de cucharadita de sal

Direcciones:

1. Calentar 1½ cucharaditas de aceite de oliva en una sartén grande a fuego medio.
2. Añade las coles de Bruselas y saltéalas de 6 a 8 minutos hasta que estén crujientes y tiernas, removiendo con frecuencia.
3. Añada el ajo y cocínelo durante 1 minuto hasta que esté fragante. Espolvorear con la sal y el zumo de limón.
4. Retirar de la sartén a un plato y reservar.
5. Calentar el aceite restante en la sartén a fuego medio-alto. Romper los huevos de uno en uno en la sartén y freírlos durante unos 3 minutos. Dale la vuelta a los huevos y sigue cocinando, o hasta que las claras estén cuajadas y las yemas a tu gusto.

6. Servir los huevos fritos sobre las coles de Bruselas crujientes.

Nutrición: Calorías: 157 Grasas: 8,9g Proteínas: 10,1g Carbohidratos: 11,8g Fibra: 4,1g Azúcar: 4,0g Sodio: 233mg

4. Hamburguesas de pavo para el desayuno

Tiempo de preparación: 10 minutos

Tiempo de cocción: 10 minutos

Porciones: 8

Ingredientes:

- 1 libra (454 g) de pavo molido sin grasa
- ½ cucharadita de tomillo seco
- ½ cucharadita de salvia seca
- ¼ de cucharadita de semillas de hinojo molidas

Del armario:

- ½ cucharadita de sal
- ½ cucharadita de pimienta negra recién molida
- 1 cucharadita de aceite de oliva virgen extra

Direcciones:

1. Mezcle el pavo molido, el tomillo, la salvia, la pimienta y el hinojo en un tazón grande, y revuelva hasta que estén bien combinados.
2. Formar la mezcla de pavo en 8 hamburguesas del mismo tamaño con las manos.
3. En una sartén, calentar el aceite de oliva a fuego medio-alto. Cocinar las hamburguesas de 3 a 4 minutos por lado hasta que estén bien cocidas.
4. Pasar las hamburguesas a un plato y servirlas calientes.

Nutrición: Calorías: 91 Grasas: 4,8g Proteínas: 11,2g Carbohidratos: 0,1g Fibra: 0,1g Azúcar: 0g Sodio: 155mg

5. Desayuno rápido Sundae de yogur

Tiempo de preparación: 5 minutos

Tiempo de cocción: 0 minutos

Porciones: 1

Ingredientes:

- ¾ de taza de yogur griego natural
- ¼ de taza de bayas mixtas (arándanos, fresas, moras)
- 2 cucharadas de trozos de anacardo, nuez o almendra
- 1 cucharada de linaza molida
- 2 hojas de menta fresca, ralladas

Direcciones:

1. Verter el yogur en un vaso alto de parfait y esparcir por encima las bayas, los trozos de anacardo y las semillas de lino.
2. Espolvorear las hojas de menta por encima para decorar y servir frío.

Nutrición: Calorías: 238 Grasas: 11,2g Proteínas: 20,9g Carbohidratos: 15,8g Fibra: 4,1g Azúcar: 8,9g Sodio: 63mg

6. Avena con mantequilla de cacahuete y bayas

Tiempo de preparación: 5 minutos

Tiempo de cocción: 5 minutos

Raciones: 2

Ingredientes:

- 1½ tazas de leche de almendras de vainilla sin azúcar
- ¾ de taza de copos de avena
- 1 cucharada de semillas de chía
- 2 cucharadas de mantequilla de cacahuete natural
- ¼ de taza de bayas frescas, divididas (opcional)

Direcciones:

1. Añade la leche de almendras, la avena y las semillas de chía a un cazo pequeño y llévalo a ebullición.
2. Tapar y continuar la cocción, removiendo a menudo, o hasta que la avena haya absorbido la leche.
3. Añadir la mantequilla de cacahuete y seguir removiendo hasta que la avena esté espesa y cremosa.
4. Dividir los copos de avena en dos cuencos. Servirlos con las bayas por encima.

Nutrición: Calorías: 260 Grasas: 13,9g Proteínas: 10,1g Carbohidratos: 26,9g Fibra: 7,1g Azúcar: 1,0g Sodio: 130mg

7. Revuelto de claras de huevo con pimiento morrón

Tiempo de preparación: 5 minutos

Tiempo de cocción: 10 minutos

Raciones: 2

Ingredientes:

- 1 pimiento verde sin pepitas y picado finamente
- ½ cebolla roja, finamente picada
- 4 huevos con clara de huevo
- 2 onzas (57 g) de queso pepper Jack, rallado

Del armario:

- 2 cucharadas de aceite de oliva virgen extra
- ½ cucharadita de sal marina

Direcciones:

1. Calentar el aceite de oliva en una sartén antiadherente a fuego medio-alto.
2. Añade el pimiento y la cebolla a la sartén y saltéalos durante 5 minutos o hasta que estén tiernos.
3. Espolvorear la clara de huevo con sal en un bol, y luego verter las claras en la sartén. Cocinar durante 3 minutos o hasta que las claras estén revueltas. Remover las claras a mitad de camino.
4. Espolvorear con queso y cocinar durante 1 minuto más hasta que el queso se derrita.
5. Dividirlos en dos platos y servirlos calientes.

Nutrición: Calorías: 316 Grasas: 23,3g Proteínas: 22,3g Carbohidratos: 6,2g Fibra: 1,1g Azúcar: 4,2g Sodio: 975mg

ALMUERZO

8. Pasteles de cangrejo

Tiempo de preparación: 10 minutos

Tiempo de cocción: 10 minutos

Porciones: 8

Ingredientes:

- 1 libra de carne de cangrejo azul en trozos
- 1 cucharada de pimiento rojo, cortado en dados finos
- 1 cucharada de pimiento verde, cortado en dados finos
- 1 cucharada de perejil fresco, picado fino
- 2 huevos
- ¼ de cucharadita de zumo de limón fresco

Lo que necesitarás del armario de la tienda:

- ¼ de taza + 1 cucharada de mayonesa ligera
- ¼ de taza de mostaza de Dijon
- 2 cucharadas de aceite de girasol
- 1 cucharada de levadura en polvo
- 1 cucharada de salsa Worcestershire
- 1 ½ cucharadita de Old Bay

Direcciones:

1. En un tazón pequeño, bata ¼ de taza de mayonesa, mostaza de Dijon, Worcestershire y jugo de limón hasta que se combinen. Cubra y enfríe hasta que esté listo para servir.

2. En un tazón grande, mezcle el cangrejo, los pimientos, el perejil, los huevos, 1 cucharada de mayonesa, el polvo para hornear y el condimento Old Bay hasta que los ingredientes estén combinados.

3. Calentar el aceite en una sartén grande a fuego medio-alto. Una vez que el aceite esté caliente, deje caer 2 cucharadas de la mezcla de cangrejo en la sartén caliente. Estarán sueltos, pero a medida que el huevo se cocine se mantendrán unidos.

4. Cocinar 2 minutos o hasta que estén firmes, luego dar la vuelta y cocinar otros minutos. Pasar a un plato para servir. Servir con salsa de mostaza.

Nutrición: Calorías 96 Carbohidratos totales 3g Proteínas 12g Grasas 4g Azúcar 1g Fibra 0g

9. Frittata de cangrejo

Tiempo de preparación: 10 minutos

Tiempo de cocción: 50 minutos

Porciones: 4

Ingredientes:

- 4 huevos
- 2 tazas de carne de cangrejo en trozos
- 1 taza de media crema
- 1 taza de cebollas verdes picadas

Lo que necesitarás del armario de la tienda:

- 1 taza de queso parmesano reducido en grasa, rallado
- 1 cucharadita de sal
- 1 cucharadita de pimienta
- 1 cucharadita de pimentón ahumado
- 1 cucharadita de condimento italiano
- Spray antiadherente para cocinar

Direcciones:

1. Caliente el horno a 350 grados. Rocíe un molde de 8 pulgadas o un plato para tartas con aceite en aerosol.
2. En un bol grande, bata los huevos y la mitad de la mitad. Añade los condimentos y el queso parmesano, y remueve para mezclar.
3. Incorpore las cebollas y la carne de cangrejo. Verter en el molde preparado y hornear de 35 a 40 minutos, o cuando los huevos estén cuajados y la parte superior esté ligeramente dorada.

4. Dejar enfriar 10 minutos, luego cortar en rodajas y servir caliente o a temperatura ambiente.

Nutrición: Calorías 276 Carbohidratos totales 5g Carbohidratos netos 4g Proteínas 25g Grasas 17g Azúcar 1g Fibra 1g

10. Platija crujiente al horno con judías verdes

Tiempo de preparación: 10 minutos

Tiempo de cocción: 20 minutos

Porciones: 4

Ingredientes:

- 1 libra de platija
- 2 tazas de judías verdes
- 4 cucharadas de margarina
- 8 hojas de albahaca

Lo que necesitarás del armario de la tienda:

- 1 ¾ oz. de cortezas de cerdo
- ½ taza de queso parmesano reducido en grasa
- 3 dientes de ajo
- Sal y pimienta al gusto
- Spray antiadherente para cocinar

Direcciones:

1. Caliente el horno a 350 grados. Rociar una fuente de horno con aceite en aerosol.
2. Cocer al vapor las judías verdes hasta que estén casi tiernas, unos 15 minutos, menos si se utilizan judías congeladas o de lata. Coloque las judías verdes en el plato preparado.
3. Colocar los filetes de pescado sobre las judías verdes y salpimentar.

4. Ponga el ajo, la albahaca, las cortezas de cerdo y el parmesano en un procesador de alimentos y pulse hasta que la mezcla se parezca a las migas. Espolvoree sobre el pescado. Corte la margarina en trozos pequeños y colóquela encima.
5. Hornee de 15 a 20 minutos o hasta que el pescado se desmenuce fácilmente con un tenedor. Servir.

Nutrición: Calorías 358 Carbohidratos totales 5g Proteínas 39g Grasas 20g Azúcar 1g Fibra 2g

11. Pescado y Tomates en Crock Pot

Tiempo de preparación: 10 minutos

Tiempo de cocción: 2 horas 30 minutos

Porciones: 4

Ingredientes:

- 1 libra de bacalao
- 1 pimiento, cortado en dados
- 1 cebolla pequeña, cortada en dados

Lo que necesitarás del armario de la tienda:

- Lata de 15 oz. de tomates, cortados en dados
- 1/3 de taza de caldo de verduras bajo en sodio
- 1 diente de ajo, picado fino
- ½ cucharadita de albahaca
- ½ cucharadita de orégano
- ½ cucharadita de sal
- ¼ de cucharadita de pimienta

Direcciones:

1. Ponga la cebolla, el pimiento, los tomates y el ajo en la olla de barro. Remueva para mezclar.
2. Colocar el pescado encima. Espolvorear con hierbas y condimentos. Vierta el caldo por encima.
3. Tapar y cocinar a fuego alto 1-2 horas, o a fuego lento 2-4 horas.

Nutrición: Calorías 165 Carbohidratos totales 11g Carbohidratos netos 8g Proteínas 28g Grasas 1g Azúcar 6g Fibra 3g

12. Gambas al limón crujientes

Tiempo de preparación: 5 minutos

Tiempo de cocción: 10 minutos

Porciones: 4

Ingredientes:

- 1 libra de gambas crudas, peladas y desvenadas
- 2 cucharadas de perejil italiano picado
- 2 cucharadas de zumo de limón, divididas

Lo que necesitarás del armario de la tienda:

- 2/3 de taza de pan rallado panko
- 2½ cucharadas de aceite de oliva, divididas
- Sal y pimienta, al gusto

Direcciones:

1. Caliente el horno a 400 grados.
2. Coloque las gambas de manera uniforme en una fuente de horno y espolvoree con sal y pimienta. Rocíe una cucharada de zumo de limón y una cucharada de aceite de oliva. Reservar.
3. En un bol mediano, combine el perejil, el zumo de limón restante, el pan rallado, el aceite de oliva restante y ¼ de cucharadita de sal y pimienta. Coloque la mezcla de panko en capas uniformes sobre los camarones.
4. Hornee de 8 a 10 minutos o hasta que los camarones estén bien cocidos y el panko esté dorado.

Nutrición: Calorías 283 Carbohidratos totales 15g Carbohidratos netos 14g Proteínas 28g Grasas 12g Azúcar 1g Fibra 1g

13. Salmón ahumado al eneldo sobre fideos

Tiempo de preparación: 10 minutos

Tiempo de cocción: 10 minutos

Porciones: 4

Ingredientes:

- 6 oz. de salmón ahumado, picado
- Zumo de 1/2 limón
- ¼ de taza de media crema
- 3 cucharadas de margarina
- 2 cucharadas de eneldo fresco picado

Lo que necesitarás del armario de la tienda:

- Fideos caseros, capítulo 14
- ½ taza de caldo de pollo bajo en sodio
- ½ taza de vino blanco seco
- 1 cucharada de aceite de oliva
- 2 dientes de ajo, picados finamente
- Sal y pimienta, al gusto

Direcciones:

1. Caliente el aceite y la margarina en una sartén grande a fuego medio-alto. Agregue el ajo y cocine 30 segundos.
2. Añadir el caldo, el vino y el zumo de limón. Cocinar hasta que la salsa se reduzca a la mitad, unos 4 minutos.
3. Incorpore la mitad de la mitad y los fideos y cocine 2 minutos, o hasta que los fideos estén hechos.

4. Incorporar el salmón y salpimentar al gusto. Servir adornado con el eneldo fresco.

Nutrición: Calorías 273 Carbohidratos totales 4g Proteínas 14g Grasas 21g Azúcar 0g Fibra 0g

14. Pastel de Pescador

Tiempo de preparación: 15 minutos

Tiempo de cocción: 25 minutos

Porciones: 4

Ingredientes:

- 12 camarones, pelados y desvenados
- 8 oz. de bacalao, cortado en trozos de 1 pulgada
- 4 oz. de salmón, cortado en trozos de 1 pulgada
- 1 rebanada de tocino
- 4 tazas de puré de coliflor con queso, (capítulo 14)
- ½ taza de cebolla picada
- ¼ de taza de nata líquida
- 2 cucharadas de mantequilla
- 1 cucharada de perejil fresco picado

Lo que necesitarás del armario de la tienda:

- 1 taza de caldo vegetal bajo en sodio
- ½ taza de vino blanco seco
- 1 diente de ajo, picado fino
- ¼ de cucharadita de sal de apio
- Sal y pimienta, al gusto
- Spray antiadherente para cocinar

Direcciones:

1. Caliente el horno a 400 grados. Rocíe una cacerola grande, o 4 pequeñas con aceite en aerosol.

2. Derretir la mantequilla en una cacerola mediana a fuego medio. Añada la cebolla y cocínela hasta que esté blanda. Añadir el ajo y cocinar 1 minuto más.

3. Verter el vino y el caldo y cocinar 5 minutos.

4. Añade la nata, el beicon y la sal de apio y cuece a fuego lento durante 5 minutos, hasta que el beicon esté bien cocido y la mayor parte de la grasa se haya deshecho. Retira la loncha de bacon, pícala y añádela de nuevo a la olla.

5. Añada el marisco, el perejil, la sal y la pimienta al gusto y cueza a fuego lento durante 2-3 minutos. Transfiera la mezcla a la cacerola preparada.

6. Poner la coliflor en una bolsa Ziploc grande, o en una manga pastelera, y cortar una esquina. Coloque la coliflor en pequeñas rosetas para cubrir la parte superior. Hornee de 8 a 10 minutos, o hasta que se caliente y la parte superior esté ligeramente dorada, es posible que tenga que asar durante 1-2 minutos para alcanzar el color dorado. Servir.

Nutrición: Calorías 338 Carbohidratos totales 10g Carbohidratos netos 7g Proteínas 38g Grasas 14g Azúcar 3g Fibra 3g

15. Gambas al ajillo con tomates secos

Tiempo de preparación: 10 minutos

Tiempo de cocción: 30 minutos

Porciones: 4

Ingredientes:

- ½ libra de camarones, pelados y desvenados
- 4 oz. de tomates secos
- 1 taza de media crema

Lo que necesitarás del armario de la tienda:

- 1 taza de queso parmesano reducido en grasa
- 4 dientes de ajo, picados finamente
- 2 cucharadas de aceite de oliva
- 1 cucharadita de albahaca seca
- ¼ de cucharadita de sal
- ¼ cucharadita de pimentón
- ¼ de cucharadita de pimienta roja triturada
- ½ receta de pasta casera, cocida y escurrida, (capítulo 14)

Direcciones:

1. Calentar el aceite en una sartén grande a fuego medio. Añadir el ajo y los tomates y cocinar 1 minuto.
2. Añade las gambas, espolvorea con sal y pimentón y cocina unos 2 minutos.
3. Añada la mitad y la mitad, la albahaca y la pimienta roja triturada y lleve a ebullición. Reduzca el fuego para que hierva a fuego lento. Batir el queso parmesano

en la crema caliente y remover para derretir el queso, a fuego lento.

4. Retirar del fuego. Añadir la pasta y remover para cubrirla. Servir.

Nutrición: Calorías 353 Carbohidratos totales 23g Carbohidratos netos 20g Proteínas 37g Grasas 22g Azúcar 3g Fibra 3g

16. Filetes de atún a la parrilla

Tiempo de preparación: 5 minutos

Tiempo de cocción: 10 minutos

Porciones: 6

Ingredientes:

- 6 filetes de atún de 6 oz.
- 3 cucharadas de albahaca fresca picada

Lo que necesitarás del armario de la tienda:

- 4 ½ cucharaditas de aceite de oliva
- ¾ de cucharadita de sal
- ¼ de cucharadita de pimienta
- Spray antiadherente para cocinar

Direcciones:

1. Caliente la parrilla a fuego medio. Rocíe la rejilla con spray para cocinar.
2. Rociar ambos lados del atún con aceite. Espolvorear con albahaca, sal y pimienta.
3. Colocar en la parrilla y cocinar 5 minutos por lado, el atún debe estar ligeramente rosado en el centro. Servir.

Nutrición: Calorías 343 Carbohidratos totales 0g Proteínas 51g Grasas 14g Azúcar 0g Fibra 0g

17. Mejillones italianos al vapor

Tiempo de preparación: 10 minutos

Tiempo de cocción: 10 minutos

Porciones: 4

Ingredientes:

- 2 libras de mejillones, limpios
- 2 tomates ciruela, pelados, sin semillas y cortados en dados
- 1 taza de cebolla picada
- 2 cucharadas de perejil fresco picado

Lo que necesitarás del armario de la tienda:

- ¼ de taza de vino blanco seco
- 3 dientes de ajo, picados finamente
- 3 cucharadas de aceite de oliva
- 2 cucharadas de pan rallado fresco
- ¼ de cucharadita de copos de pimienta roja triturados

Direcciones:

1. Calentar el aceite en una olla grande a fuego medio. Añada las cebollas y cocínelas hasta que estén blandas, unos 2-3 minutos. Añadir el ajo y cocinar 1 minuto más.
2. Añada el vino, los tomates y los copos de pimienta. Llevar a ebullición, removiendo de vez en cuando. Añadir los mejillones y cocinar 3-4 minutos, o hasta que todos los mejillones se hayan abierto. Deseche los mejillones que no se abran.

3. Una vez que los mejillones se abran, páselos a una fuente de servir. Añada el pan rallado a la salsa y continúe cocinando, removiendo frecuentemente, hasta que la mezcla espese. Incorpore el perejil y vierta uniformemente sobre los mejillones. Servir.

Nutrición: Calorías 340 Carbohidratos totales 18g Carbohidratos netos 16g Proteínas 29g Grasas 16g Azúcar 4g Fibra 2g

18. Jambalaya

Tiempo de preparación: 10 minutos

Tiempo de cocción: 40 minutos

Porciones: 6

Ingredientes:

- 1 libra de gambas crudas, peladas y desvenadas
- 14 oz. Salchicha Andouille, cortada en trozos de 1 pulgada
- 1 coliflor mediana, triturada
- 4 tallos de apio, cortados en dados
- ½ cebolla blanca picada
- ½ pimiento rojo, cortado en dados
- 4 cucharadas de margarina

Lo que necesitarás del armario de la tienda:

- 2 tazas de caldo de pollo bajo en sodio
- ½ lata de tomates y chiles verdes
- 3 dientes de ajo, picados finamente
- 2 cucharaditas de ajo en polvo
- 2 cucharaditas de Old Bay
- 1 ½ cucharadita de cebolla en polvo
- 1 cucharadita de tomillo
- 1 cucharadita de orégano
- 1 cucharadita de albahaca
- 1/2 cucharadita de pimienta de cayena

Direcciones:

1. Poner una olla grande a fuego medio-alto.

2. En un tazón pequeño, mezcle el ajo en polvo, la cebolla en polvo, el tomillo, el orégano, la albahaca, el Old Bay y la cayena hasta que se combinen.

3. Añade 2 cucharadas de margarina a la olla y deja que se derrita.

4. Añadir la coliflor de arroz con 2 cucharaditas de la mezcla de especias. Cocinar, removiendo frecuentemente, unos 5 minutos. Pasar a un bol.

5. Añada la margarina restante a la olla y derrítala. A continuación, añada la salchicha y cocine 5 minutos, removiendo para que se doren todos los lados.

6. Añade la cebolla, el apio y el pimiento y remueve para combinarlos. Cocine unos 3 minutos hasta que las verduras comiencen a ablandarse.

7. Añadir el ajo y cocinar, removiendo, 1 minuto. Agregue la coliflor y combine, luego agregue la mitad de la mezcla de especias y los tomates, cocine a fuego lento 2-3 minutos.

8. Verter el caldo y llevar a ebullición, cocinar de 8 a 10 minutos.

9. Sazona las gambas con el resto de la mezcla de especias y añádelas a la olla, cocínalas 3-4 minutos justo hasta que las gambas se vuelvan rosadas. Servir.

Nutrición: Calorías 428 Carbohidratos totales 13g Carbohidratos netos 10g Proteínas 33g Grasas 27g Azúcar 4g Fibra 3g

CENA

19. Albaricoque y peras a la canela en olla instantánea

Tiempo de preparación: 10 minutos

Tiempo de cocción: 5 minutos

Porciones: 3

Ingredientes

- ¼ de taza de zumo de lima
- 2 albaricoques pelados
- 1 cucharadita de canela
- 2 peras peladas
- Sal, pizca
- 2 cucharadas de stevia en polvo

Direcciones

1. Pele, descorazone y corte las frutas en rodajas. Ponga el albaricoque, la canela, las peras, la sal y la stevia en la olla instantánea. Vierte el zumo de lima en la olla instantánea.
2. Cierre la tapa de la olla instantánea y programe el temporizador a 2 minutos a alta presión.
3. Una vez que el temporizador emita un pitido, suelte el vapor rápidamente. Activa el modo de salteado y reduce el líquido.
4. Servir inmediatamente y disfrutar.

Nutrición: Calorías: 44 kcal Proteínas: 0,39 g Grasas: 0,07 g Hidratos de carbono: 12.18 g

20. Remolacha Dijon

Tiempo de preparación: 10 minutos

Tiempo de cocción: 14 minutos

Raciones: 2

Ingredientes

- 1 libra de remolachas, peladas y cortadas en cubos (1/2 pulgada)
- 1/3 de taza de cebolla finamente picada
- 1/3 de taza de crema agria
- 2 cucharadas de mostaza de Dijon
- 2-3 cucharaditas de zumo de limón
- Sal y pimienta blanca, al gusto

Direcciones

1. Combine las remolachas, las cebollas, la mostaza de Dijon, el zumo de limón, la sal y la pimienta negra en un bol y reserve. Vierte el agua en la olla instantánea y coloca el trébol dentro de la olla.
2. Coloque el bol resistente al calor, teniendo las remolachas en una trébede y cierre la tapa.
3. Poner el temporizador en 12 minutos. Una vez que el temporizador emita un pitido, suelte el vapor rápidamente.
4. Saque el bol de las remolachas de la olla instantánea. Escurre el agua de la olla y activa el modo de salteado.
5. Transfiera la remolacha a la olla y añada la crema agria. Cocinar durante 2 minutos y servir.

Nutrición: Calorías: 297 kcal Proteínas: 9,24 g Grasas: 13,24 g Carbohidratos: 38.71 g

21. Cazuela de judías verdes

Tiempo de preparación: 10 minutos

Tiempo de cocción: 20 minutos

Porciones: 3

Ingredientes

- 1 lata de crema de champiñones
- 1 taza de crema agria, entera
- 12 onzas de judías verdes, descongeladas
- Sal y pimienta negra, al gusto
- 2 cebollas verdes picadas
- 1 cucharadita de aceite de oliva
- 1 taza de queso parmesano rallado

Direcciones

1. Encienda el modo de saltear de la olla instantánea y agregue el aceite, y las cebollas verdes. Cocine el aroma de la unidad. A continuación, añadir las judías verdes y cocinar durante un minuto.
2. Ahora añade la crema de champiñones. Cierra la tapa de la olla instantánea.
3. Programar el temporizador para 12 minutos a temperatura alta. Una vez que el temporizador emita un pitido, haga una liberación rápida de vapor.
4. Sazona las judías verdes con sal y pimienta negra y añade la crema agria.
5. Remover y servir caliente con una guarnición de queso parmesano.

6. Asar el queso durante 5 minutos antes de servir. Disfrute.

Nutrición: Calorías: 44 kcal Proteínas: 0,39 g Grasas: 0,07 g Hidratos de carbono: 12.18 g

22. Pastel de carne simple

Tiempo de preparación: 10 minutos

Tiempo de cocción: 30 minutos

Porciones: 6

Ingredientes

- 2 libras de carne magra y molida
- ½ taza de leche de almendras
- 2 huevos
- 1/3 de taza de cebolla picada
- 1 cucharadita de condimento italiano
- Sal y pimienta negra, al gusto

Direcciones

1. Coloca una rejilla para cocinar al vapor dentro de la olla instantánea y vierte dos tazas de agua.
2. Mezclar todos los ingredientes de la lista en un bol con las manos. Hacer un pan grande con la mezcla.
3. Ahora coloque el pastel de carne sobre un papel de aluminio y envuélvalo en el papel.
4. Colocar el papel de aluminio en la rejilla de cocción al vapor.

5. Cierre la tapa de la olla instantánea y programe el temporizador a 30 minutos a alta presión.
6. Una vez que el temporizador emita un pitido, haga una liberación natural durante 10 minutos, seguida de una liberación rápida.
7. Saque el pastel de carne del papel de aluminio. Páselo a una tabla de cortar y córtelo en rodajas.
8. Servir con su salsa favorita para mojar.

Nutrición: Calorías: 384 kcal Proteínas: 43,57 g Grasas: 20,28 g Carbohidratos: 3.83 g

23. Pastel de carne con limón y dijon

Tiempo de preparación: 10 minutos

Tiempo de cocción: 35 minutos

Raciones: 3-4

Ingredientes

- 2 libras de carne molida magra
- 1 taza de harina de almendra
- 2 huevos
- 1 cucharada de limón, ralladura y zumo
- 2 cucharaditas de mostaza de Dijon
- Condimento Sal y pimienta negra, al gusto

Direcciones

1. Vierta 1-1/2 tazas de agua y coloque el trébol dentro de la olla instantánea.
2. Mezclar todos los ingredientes de la lista en un bol. Hacer un pan grande con la mezcla de carne.
3. Ahora coloca el pastel de carne sobre un papel de aluminio y envuelve la carne en el papel.
4. Coloque el papel de aluminio en la trébede.
5. Cierre la tapa de la olla instantánea y programe un temporizador para 35 minutos a alta presión.
6. Una vez que el temporizador emita un pitido, haga una liberación natural durante 15 minutos, seguida de una liberación rápida.
7. Saque el pastel de carne del papel de aluminio.

8. Páselo a una tabla de cortar y córtelo en rodajas después de dejarlo enfriar. Servir.

Nutrición: Calorías: 559 kcal Proteínas: 65,25 g Grasas: 30,26 g Carbohidratos: 2.05 g

24. Judías verdes a la griega

Tiempo de preparación: 10 minutos

Tiempo de cocción: 12 minutos

Porciones: 3

Ingredientes

- 1 libra de judías verdes
- 26 onzas de tomates frescos, cortados en dados
- 1 cebolla picada
- 2 cucharadas de aceite de oliva
- 2 dientes de ajo
- 1/3 de taza de agua
- Sal y pimienta, al gusto

Direcciones

1. Encienda el modo de salteado de la olla instantánea. Añade las cebollas y el aceite de oliva.
2. Cocinar las cebollas hasta que estén translúcidas. Añada el ajo y cocine hasta que se desprenda el aroma.
3. A continuación, añada los tomates cortados en dados y saltéelos durante 2 minutos.
4. Ahora, añade las judías verdes, la sal y la pimienta. Añade agua y cierra la tapa.
5. Programar el temporizador para 10 minutos en alto. Una vez que el temporizador emita un pitido, suelte el vapor rápidamente.
6. Abrir la olla y remover los ingredientes. Servir.

Nutrición: Calorías: 132 kcal Proteínas: 3,97 g Grasas: 7,69 g Hidratos de carbono: 14.94 g

25. Revuelto italiano de tofu

Tiempo de preparación: 15 minutos

Tiempo de cocción: 7 minutos

Raciones: 2

Ingredientes:

- 1 taza de tofu sedoso firme
- 1 taza de tomates cherry picados
- 1 taza de calabaza picada mixta
- 1 cucharadita de hierbas mixtas
- pizca de sal

Direcciones:

1. Rocía con spray antiadherente un bol resistente al calor que quepa en tu Instant Pot.
2. Picar el tofu finamente.
3. Mezclar con los demás ingredientes.
4. Verter en el bol.
5. Coloque el bol en su cesta de vapor.
6. Vierta 1 taza de agua en su olla instantánea.
7. Baje la cesta en su Olla Instantánea.
8. Sellar y cocinar a baja presión durante 7 minutos.
9. Despresurizar rápidamente.
10. Remover bien y dejar reposar, se terminará de cocinar con su propio calor.

Nutrición Calorías: 210 Carbohidratos: 9 Azúcares: 4 Grasas: 3 Proteínas: 18

26. Guiso de coles y salchichas

Tiempo de preparación: 15 minutos

Tiempo de cocción: 10 minutos

Porciones: 2

Ingredientes:

- 1lb de salchicha cocida picada
- 1lb de col rizada rallada
- 1 taza de caldo de verduras
- 1 cucharada de hierbas mixtas
- 1 cucharada de salsa

Receta:

1. Mezcle todos los ingredientes en su olla instantánea.
2. Cocinar en el guiso durante 10 minutos.
3. Libera la presión de forma natural.

Nutrición Calorías: 300 Carbohidratos: 9 Azúcar: 1 Grasa: 20 Proteína: 30

27. Tomate y brócoli

Tiempo de preparación: 15 minutos

Tiempo de cocción: 10 minutos

Raciones: 2

Ingredientes:

- 1lb de brócoli picado
- 1lb de tomates cherry
- 1 taza de caldo bajo en sodio
- 1 cucharada de albahaca seca
- 1 cebolla picada

Receta:

1. Mezcle todos los ingredientes en su olla instantánea.
2. Cocinar en el guiso durante 10 minutos.
3. Libera la presión de forma natural.

Nutrición Calorías: 130 Carbohidratos: 6 Azúcares: 3 Grasas: 10 Proteínas: 6

CARNE

28. Fajita de coliflor y ternera

Tiempo de preparación: 10 minutos

Tiempo de cocción: 15 minutos

Porciones: 4

Ingredientes:

- 4 cucharadas de aceite de oliva virgen extra, divididas
- 1 cabeza de coliflor, triturada
- 1 libra (454 g) de solomillo, cortado en tiras de ¼ de pulgada de grosor
- 1 pimiento rojo, sin semillas y en rodajas
- 1 cebolla, cortada en rodajas finas
- 2 dientes de ajo picados
- Zumo de 2 limas
- 1 cucharadita de chile en polvo

Direcciones:

1. En una sartén grande a fuego medio-alto, calentar 2 cucharadas de aceite de oliva hasta que brille. Añadir la coliflor. Cocinar, removiendo de vez en cuando, hasta que se ablande, unos 3 minutos. Reservar.

2. Limpiar la sartén con una toalla de papel. Añade las 2 cucharadas restantes de aceite a la sartén y caliéntala a fuego medio-alto hasta que brille. Añade el filete y cocina, removiendo de vez en cuando, hasta que sc

dore, unos 3 minutos. Utilizar una espumadera para sacar el filete del aceite de la sartén y reservarlo.

3. Añadir el pimiento y la cebolla a la sartén. Cocina, removiendo de vez en cuando, hasta que empiecen a dorarse, unos 5 minutos.

4. Añadir el ajo y cocinar, removiendo constantemente, durante 30 segundos.

5. Vuelva a poner la carne junto con los jugos que se hayan acumulado y la coliflor en la sartén. Añade el zumo de lima y el chile en polvo. Cocine, revolviendo, hasta que todo se caliente, de 2 a 3 minutos.

Nutrición: Calorías: 311 Grasas: 18,1g Proteínas: 27,1g Carbohidratos: 13,1g Fibra: 2,9g Azúcar: 10,0g Sodio: 94mg

29. Kofta de cordero con ensalada de pepino

Tiempo de preparación: 10 minutos

Tiempo de cocción: 15 minutos

Porciones: 4

Ingredientes:

- ¼ de taza de vinagre de vino tinto
- Una pizca de escamas de pimienta roja
- 1 cucharadita de sal marina, dividida
- 2 pepinos, pelados y picados
- ½ cebolla roja, finamente picada
- 1 libra (454 g) de cordero molido
- 2 cucharaditas de cilantro molido
- 1 cucharadita de comino molido
- 3 dientes de ajo picados
- 1 cucharada de menta fresca picada

Direcciones:

1. Precalentar el horno a 375ºF (190ºC). Forrar una bandeja de horno con borde con papel pergamino.
2. En un bol mediano, bata el vinagre, las hojuelas de pimiento rojo y ½ cucharadita de sal. Añadir los pepinos y la cebolla y mezclar. Reservar.
3. En un bol grande, mezclar el cordero, el cilantro, el comino, el ajo, la menta y la ½ cucharadita de sal restante. Formar la mezcla en albóndigas de una pulgada y colocarlas en la bandeja de horno preparada.

4. Hornear hasta que el cordero alcance los 140ºF (60ºC) internamente, unos 15 minutos.
5. Servir con la ensalada al lado.

Nutrición: Calorías: 346 Grasas: 27,1g Proteínas: 20,1g Carbohidratos: 6,9g Fibra: 1,1g Azúcar: 5,0g Sodio: 363mg

30. Chuletas de cerdo a la mostaza

Tiempo de preparación: 5 minutos

Tiempo de cocción: 25 minutos

Porciones: 4

Ingredientes:

- ¼ de taza de mostaza de Dijon
- 1 cucharada de jarabe de arce puro
- 2 cucharadas de vinagre de arroz
- 4 chuletas de cerdo con hueso y de corte fino

Direcciones:

1. Precalentar el horno a 400ºF (205ºC).
2. En una cacerola pequeña, combine la mostaza, el jarabe de arce y el vinagre de arroz. Remover para mezclar y llevar a fuego medio. Cocinar durante unos 2 minutos hasta que se espese ligeramente.
3. En una fuente de horno, coloque las chuletas de cerdo y vierta la salsa sobre ellas, dándoles la vuelta para cubrirlas.
4. Hornear, sin tapar, de 18 a 22 minutos hasta que los jugos salgan claros.

Nutrición: Calorías: 258 Grasas: 7,1g Proteínas: 39,1g Carbohidratos: 6,9g Fibra: 0g Azúcar: 4,0g Sodio: 465mg

31. Chuletas de cerdo doradas con parmesano

Tiempo de preparación: 10 minutos

Tiempo de cocción: 25 minutos

Porciones: 4

Ingredientes:

- Spray antiadherente para cocinar
- 4 chuletas de cerdo con hueso y de corte fino
- 2 cucharadas de mantequilla
- ½ taza de queso parmesano rallado
- 3 dientes de ajo picados
- ¼ de cucharadita de sal
- ¼ de cucharadita de tomillo seco
- Pimienta negra recién molida, al gusto

Direcciones:

1. Precalentar el horno a 400ºF (205ºC). Forrar una bandeja para hornear con papel pergamino y rociar con spray antiadherente para cocinar.
2. Colocar las chuletas de cerdo en la bandeja de horno preparada de manera que no se superpongan.
3. En un bol pequeño, combine la mantequilla, el queso, el ajo, la sal, el tomillo y la pimienta. Presione 2 cucharadas de la mezcla de queso en la parte superior de cada chuleta de cerdo.
4. Hornear de 18 a 22 minutos hasta que el cerdo esté bien cocido y sus jugos sean transparentes. Poner la parrilla

a tope y asar durante 1 ó 2 minutos para dorar la parte superior.

Nutrición: Calorías: 333 Grasas: 16,1g Proteínas: 44,1g Carbohidratos: 1,1g Fibra: 0g Azúcar: 0g Sodio: 441mg

32. Lomo de cerdo al mango

Tiempo de preparación: 10 minutos

Tiempo de cocción: 20 minutos

Porciones: 4

Ingredientes:

- 1 libra (454 g) de lomo de cerdo deshuesado, sin grasa
- 1 cucharadita de romero fresco picado
- 1 cucharadita de tomillo fresco picado
- ¼ de cucharadita de sal, dividida
- ¼ de cucharadita de pimienta negra recién molida, dividida
- 1 cucharadita de aceite de oliva virgen extra
- 1 cucharada de miel
- 2 cucharadas de vinagre de vino blanco
- 2 cucharadas de vino de cocina seco
- 1 cucharada de jengibre fresco picado
- 1 taza de mango picado

Direcciones:

1. Precalentar el horno a 400ºF (205ºC).
2. Sazone el lomo con el romero, el tomillo, 1/8 de cucharadita de sal y 1/8 de cucharadita de pimienta.
3. Caliente el aceite de oliva en una sartén apta para el horno a fuego medio-alto y dore el solomillo por todos los lados, unos 5 minutos en total.
4. Transfiera la sartén al horno y ase de 12 a 15 minutos hasta que el cerdo esté bien cocido, los jugos salgan

claros y la temperatura interna alcance los 145ºF (63ºC). Pasar a una tabla de cortar para que repose durante 5 minutos.

5. En un bol pequeño, combinar la miel, el vinagre, el vino de cocina y el jengibre. En la misma sartén, vierta la mezcla de miel y cocine a fuego lento durante 1 minuto. Añada el mango y remuévalo para cubrirlo. Páselo a una batidora y hágalo puré hasta que esté suave. Condimentar con el 1/8 de cucharadita de sal y el 1/8 de cucharadita de pimienta restantes.

6. Corta el cerdo en rodajas y sírvelo con la salsa de mango.

Nutrición: Calorías: 183 Grasas: 4,1g Proteínas: 24,1g Carbohidratos: 11,9g Fibra: 1,1g Azúcar: 10,0g Sodio: 241mg

33. Sándwich de carne

Tiempo de preparación: 10 minutos

Tiempo de cocción: 10 minutos

Porciones: 4

Ingredientes:

- 2 cucharadas de vinagre balsámico
- 2 cucharaditas de zumo de limón recién exprimido
- 1 cucharadita de perejil fresco picado
- 2 cucharaditas de orégano fresco picado
- 2 cucharaditas de ajo picado
- 2 cucharadas de aceite de oliva
- 1 libra (454 g) de bistec de falda, sin grasa
- 4 pitas de trigo integral
- 1 tomate picado
- 1 onza (28 g) de queso feta bajo en sodio
- 2 tazas de lechuga picada
- 1 cebolla roja, cortada en rodajas finas

Direcciones:

1. Combine el vinagre balsámico, el zumo de limón, el perejil, el orégano, el ajo y el aceite de oliva en un bol.
2. Sumerja el filete en el bol para cubrirlo bien, luego envuelva el bol en plástico y refrigere durante al menos 1 hora.
3. Precalentar el horno a 450ºF (235ºC).

4. Saque el recipiente de la nevera. Deseche la marinada y disponga el filete en una bandeja de horno forrada con papel de aluminio.

5. Asar en el horno precalentado durante 10 minutos para obtener una temperatura media. Dale la vuelta al filete a la mitad del tiempo de cocción.

6. Sacar el filete del horno y dejarlo enfriar durante 10 minutos. Cortar el filete en tiras.

7. Montar las pitas con el filete, el tomate, el queso feta, la lechuga y la cebolla para hacer el sándwich, y servirlo caliente.

Nutrición: Calorías: 345 Grasas: 15,8g Proteínas: 28,1g Carbohidratos: 21,9g Fibra: 3,1g Carbohidratos: 18,8g Sodio: 295mg

34. Asado de ternera fácil con salsa de pimienta verde

Tiempo de preparación: 10 minutos

Tiempo de cocción: 100 minutos

Porciones: 4

Ingredientes:

- 1½ libras (680 g) de asado de cuadril superior
- Sal y pimienta negra recién molida, al gusto
- 3 cucharaditas de aceite de oliva, divididas
- 3 chalotas, cortadas en dados
- 1 cucharada de granos de pimienta verde
- 2 cucharaditas de ajo picado
- 2 cucharadas de jerez seco
- 2 cucharadas de harina común
- 1 taza de caldo de carne bajo en sodio

Direcciones:

1. Precalentar el horno a 300ºF (150ºC).
2. En una superficie de trabajo limpia, frote la carne con sal y pimienta negra.
3. Caliente 2 cucharaditas de aceite de oliva en una sartén apta para el horno a fuego medio-alto hasta que brille.
4. Añadir la carne a la sartén y cocinarla durante 10 minutos hasta que esté bien dorada por ambos lados. Dale la vuelta a la carne a mitad de la cocción.
5. Asar en el horno precalentado durante 1 hora y 30 minutos o hasta que la carne alcance el punto deseado.

6. Mientras tanto, calentar el aceite de oliva restante en una cacerola a fuego medio-alto.

7. Añade las chalotas a la cacerola y saltéalas durante 4 minutos o hasta que estén translúcidas.

8. Añade los granos de pimienta y el ajo a la sartén y saltéalos durante 1 minuto hasta que estén fragantes.

9. Vierta el jerez en la sartén para desglasar, y luego incorpore la harina y remueva hasta que la mezcla tenga una consistencia espesa. Cocine durante un minuto más. Siga removiendo durante la cocción.

10. Añade el caldo de carne a la sartén y remueve hasta que la salsa esté espesa y suave, entonces espolvorea con sal y pimienta negra.

11. Sacar la carne del horno y servirla con la salsa de pimienta por encima.

Nutrición: Calorías: 332 Grasas: 17,8g Proteínas: 36,1g Carbohidratos: 3,9g Fibra: 0g Azúcar: 1,1g Sodio: 205mg

35. Bistec con cafeína y hierbas

Tiempo de preparación: 10 minutos

Tiempo de cocción: 10 minutos

Porciones: 4

Ingredientes:

- ¼ de taza de café en grano
- 2 cucharaditas de romero fresco picado
- 2 cucharaditas de tomillo fresco picado
- 2 cucharaditas de ajo picado
- 1 cucharadita de pimienta negra recién molida
- 2 cucharadas de vinagre de sidra de manzana
- 2 cucharadas de aceite de oliva
- 1 libra (454 g) de bistec de falda, sin grasa

Direcciones:

1. Ponga los granos de café, el romero, el tomillo, el ajo y la pimienta negra en un procesador de alimentos. Pulse hasta que estén bien molidos y combinados.
2. Vierta la mezcla en un cuenco grande y, a continuación, vierta el vinagre y el aceite de oliva en el cuenco. Remover para mezclar bien.
3. Sumerja el filete en la mezcla, luego envuelva el bol en plástico y refrigere para que se marine durante 2 horas.
4. Precalentar la parrilla a temperatura media.
5. Saque el recipiente de la nevera y deseche la marinada.
6. Coloque el filete marinado en una bandeja de horno forrada con papel de aluminio.

7. Asar en la parrilla precalentada durante 10 minutos o hasta que el bistec alcance el grado de cocción deseado. Dale la vuelta al filete a mitad del tiempo de cocción.

Nutrición: Calorías: 316 Grasas: 19,8g Proteínas: 31,1g Carbohidratos: 0g Fibra: 0g Azúcar: 0g Sodio: 78mg

36. Lomo de cerdo, zanahoria y tomate dorado asado

Tiempo de preparación: 5 minutos

Tiempo de cocción: 40 minutos

Porciones: 4

Ingredientes:

- 1 libra (454 g) de lomo de cerdo
- 2 cucharaditas de miel
- ½ cucharadita de romero seco
- ¼ de cucharadita de pimienta negra recién molida
- 1 cucharada de aceite de oliva virgen extra, dividida
- 4 zanahorias (6 pulgadas), cortadas en rondas de ½ pulgada
- 2 patatas doradas pequeñas, cortadas en cubos de 5 centímetros

Direcciones:

1. Precalentar el horno a 350ºF (180ºC).
2. En una superficie de trabajo limpia, frote la carne de cerdo con miel, romero, pimienta negra y media cucharada de aceite de oliva. Unte las zanahorias y las patatas doradas con el aceite de oliva restante.
3. Coloque la carne de cerdo, las zanahorias y las patatas en una sola capa en una bandeja para hornear.
4. Asar en el horno precalentado durante 40 minutos o hasta que la carne de cerdo esté ligeramente dorada y las verduras estén blandas.

5. Retirarlas del horno. Dejar enfriar durante 10 minutos antes de servir.

Nutrición: Calorías: 346 Grasas: 9,9g Proteínas: 26,1g Carbohidratos: 25,9g Fibra: 4,1g Azúcar: 5,9g Sodio: 107mg

37. Sloppy Joes

Tiempo de preparación: 10 minutos

Tiempo de cocción: 15 minutos

Porciones: 4

Ingredientes:

- 1 cucharada de aceite de oliva virgen extra
- 1 libra (454 g) de carne molida 93% magra
- 1 pimiento rojo mediano, picado
- ½ cebolla amarilla mediana, picada
- 2 cucharadas de salsa Worcestershire baja en sodio
- 1 lata (15 onzas / 425 g) de salsa de tomate baja en sodio
- 2 cucharadas de ketchup bajo en sodio y sin azúcar
- 4 galletas integrales para sándwiches, cortadas por la mitad
- 1 taza de col rallada

Direcciones:

1. Calentar el aceite de oliva en una sartén antiadherente a fuego medio hasta que brille.
2. Añade la carne, el pimiento y la cebolla a la sartén y saltea durante 8 minutos o hasta que la carne esté dorada y la cebolla esté transparente.
3. Vierte la salsa Worcestershire, la salsa de tomate y el ketchup en la sartén. Sube el fuego a medio-alto y cocina a fuego lento durante 5 minutos.

4. Montar las mitades finas de los sándwiches con la mezcla de carne y la col para hacer los sloppy Joes, y servirlos calientes.

Nutrición: Calorías: 329 Grasas: 8,9g Proteínas: 31,2g Carbohidratos: 35,9g Fibra: 7,9g Azúcar: 10,9g Sodio: 271mg

38. Arroz con setas, carne y coliflor en lechuga

Tiempo de preparación: 5 minutos

Tiempo de cocción: 20 minutos

Porciones: 4

Ingredientes:

- 1 cucharada de aceite de aguacate
- 1 taza de champiñones portobello, picados
- ½ taza de cebolla blanca picada
- 1 libra (454 g) de carne molida 93% magra
- ½ cucharadita de ajo en polvo
- Sal, al gusto
- 1 bolsa (10 onzas / 284 g) de arroz de coliflor congelado
- ¾ de taza de queso Cheddar rallado
- 12 hojas de lechuga iceberg

Direcciones:

1. Calienta el aceite de aguacate en una sartén antiadherente a fuego medio.
2. Añade los champiñones y la cebolla a la sartén y saltéalos durante 5 minutos hasta que los champiñones estén blandos y la cebolla empiece a estar transparente.
3. Añade la carne, el ajo en polvo y la sal a la sartén y saltea durante otros 5 minutos para dorar la carne.
4. Aumente el fuego a medio-alto, y luego añada el arroz de coliflor y saltee durante 5 minutos más.

5. Divida la mezcla y el queso en todas las hojas de lechuga con una cuchara, luego enrolle la lechuga para sellar el envoltorio y sirva caliente.

Nutrición: Calorías: 289 Grasas: 14,8g Proteínas: 31,2g Carbohidratos: 6,9g Fibra: 3,1g Azúcar: 3,8g Sodio: 262mg

SNACK

39. Cuadrados de nueces

Tiempo de preparación: 30 minutos

Tiempo de cocción: 10 minutos

Porciones: 10

Ingredientes:

- 2 tazas de almendras, semillas de calabaza, semillas de girasol y nueces
- ½ taza de coco desecado
- 1 cucharada de semillas de chía
- ¼ de cucharadita de sal
- 2 cucharadas de aceite de coco
- 1 cucharadita de extracto de vainilla
- 3 cucharadas de mantequilla de almendras o de cacahuete
- 1/3 de taza de jarabe de fibra Sukrin Gold

Direcciones:

1. Forrar un molde cuadrado con papel de hornear; luego engrasarlo ligeramente con aceite en aerosol
2. Pica todos los frutos secos de forma gruesa; luego engrásalos también ligeramente, también puedes dejarlos enteros

3. Mezclar las nueces en un bol grande; luego combinarlas en un bol grande con el coco, las semillas de chía y la sal

4. En un recipiente apto para microondas, añada el aceite de coco; luego agregue la vainilla, la mantequilla o el aceite de coco, la mantequilla de almendras y el jarabe de fibra y caliente la mezcla en el microondas durante unos 30 segundos

5. Revuelve muy bien los ingredientes y vierte la mezcla derretida sobre las nueces

6. Presiona la mezcla en el molde preparado con la ayuda de la parte posterior de un vaso medidor y empuja muy bien

7. Congele su golosina durante aproximadamente 1 hora antes de cortarla

8. Corta la masa de frutos secos congelada en pequeños cubos o cuadrados del mismo tamaño

9. Sirve y disfruta.

Nutrición: Calorías: 268 Grasa: 22g Carbohidratos: 14g Fibra: 1g Proteínas: 7g

40. Barritas de coco

Tiempo de preparación: 30 minutos

Tiempo de cocción: 0 minutos

Porciones: 13

Ingredientes:

- 2 tazas de copos de coco
- ¾ de taza de aceite de coco derretido
- 1 y ½ tazas de nueces de macadamia
- 1 cucharada grande de proteína de vainilla en polvo
- ¼ de taza de trozos de chocolate negro sin azúcar

Direcciones:

1. Juntar los copos de coco con el aceite de coco derretido, las nueces de macadamia, la proteína de vainilla en polvo y las pepitas de chocolate negro en un bol grande y mezclar muy bien.
2. Forrar una bandeja de horno de 8×8 con un papel pergamino.
3. Procesar las nueces de macadamia con el aceite de coco en un procesador de alimentos hasta que quede suave.
4. Vierta la masa en un molde y congélela durante unos 30 minutos.
5. Corte la masa congelada en barras con un cuchillo afilado en el tamaño que prefiera.
6. Sirva y disfrute de su delicia cetogénica o guárdela y sírvala cuando quiera.

Nutrición: Calorías: 213,7 Grasas: 20g Hidratos de carbono: 6g Fibra: 2g Proteínas: 4g

41. Galletas de semillas de lino

Tiempo de preparación: 8 minutos

Tiempo de cocción: 10 minutos

Porciones: 25

Ingredientes:

- 2 y 1/2 tazas de harina de almendras
- ½ taza de harina de coco
- 1 cucharadita de harina de linaza molida
- ½ cucharadita de romero seco, picado
- ½ cucharadita de cebolla en polvo
- ¼ de cucharadita de sal kosher
- 3 huevos ecológicos grandes
- 1 cucharada de aceite de oliva virgen extra

Direcciones:

1. Precaliente su horno a una temperatura de unos 325 F.
2. Forrar una bandeja para hornear con papel pergamino.
3. En un bol grande, combinar las harinas con el romero, la harina de lino, la sal y la cebolla en polvo y mezclar.
4. Rompa los huevos y añada el aceite; entonces mezcle muy bien y combine sus ingredientes muy bien.
5. Seguir mezclando hasta conseguir la forma de una bola grande durante aproximadamente 1 minuto.
6. Cortar la masa en los 2 trozos de papel de pergamino y enrollarla hasta un grosor de aproximadamente ¼".
7. Corta la masa en cuadrados y pásala a la bandeja de horno preparada.

8. Hornee la masa durante unos 13 a 15 minutos; luego déjela enfriar durante unos 15 minutos.

9. Sirve y disfruta de tus galletas o guárdalas en un recipiente.

Nutrición: Calorías: 150,2 Grasa: 13g Hidratos de carbono: 5,4g Fibra: 2,6g Proteínas: 7g

42. Galletas de harina de almendra

Tiempo de preparación: 7 minutos

Tiempo de cocción: 12 minutos

Porciones: 15

Ingredientes:

- 2 tazas de harina de almendra blanqueada
- ½ cucharadita de sal marina
- 1 huevo grande batido

Direcciones:

1. Precaliente su horno a una temperatura de unos 350 F.
2. Forrar una bandeja para hornear con un papel de pergamino; luego combinar la harina de almendras y la sal en un tazón grande; a continuación, romper en el huevo y mezclar muy bien hasta formar una gran bola de masa.
3. Coloque la masa entre dos trozos grandes de papel pergamino preparado; a continuación, utilice un rodillo para dar a la masa una forma rectangular.
4. Cortar la masa en rectángulos; luego pincharla con un tenedor y colocarla sobre la bandeja de horno preparada y forrada.
5. Hornea las galletas durante unos 8 a 12 minutos.
6. Dejar enfriar las galletas durante unos 10 minutos.
7. Guarde las galletas en un recipiente; ¡o sírvalas y disfrútelas de inmediato!

Nutrición Calorías: 120 Grasa: 6g Carbohidratos: 14g Fibra: 2g Proteínas: 3g

43. Donas Keto

Tiempo de preparación: 5 minutos

Tiempo de cocción: 0 minutos

Porciones: 4

Ingredientes:

Para los ingredientes de la rosquilla:

- ½ taza de harina de almendra tamizada
- 3 ó 4 cucharadas de leche de coco
- 2 huevos grandes
- 2 a 3 cucharadas de granulado de stevia
- 1 cucharadita de polvo de hornear apto para Keto
- 1 cucharadita de vinagre de sidra de manzana
- 1 pizca de sal
- 1 y ½ cucharada de cacao en polvo tamizado
- 3 cucharaditas de canela de Ceilán
- 1 Cucharadita de vainilla en polvo
- 1 cucharada de ghee alimentado con hierba
- 2 cucharadas de aceite de coco para engrasar

Para el glaseado Ingredientes:

- 4 cucharadas de mantequilla de coco derretida con 1 ó 2 cucharaditas de aceite de coco
- Ingredientes opcionales para la guarnición: pétalos de rosa comestibles, o cacao rallado

Direcciones:

1. Precalentar el horno a una temperatura de unos 350 grados.

2. Engrasar una bandeja para donuts con el aceite de coco.

3. Mezclar la harina de almendras tamizada con la leche de coco, los huevos, el granulado de stevia, la levadura en polvo apta para celíacos, el vinagre de sidra de manzana, la sal, el cacao en polvo tamizado, la canela de Ceilán, la vaina de vainilla en polvo y el ghee alimentado con pasto.

4. Mezcla los ingredientes de los donuts hasta que estén uniformemente combinados.

5. Dividir la masa obtenida en los moldes de donuts asegurándose de llenar cada uno hasta ¾ de su capacidad.

6. Hornee durante unos 8 minutos; luego retire la bandeja del horno y pásela con cuidado a una rejilla.

7. Sirve y disfruta de tu donut o cúbrelo con el glaseado y la guarnición que prefieras.

8. Sirve y disfruta de tu delicioso manjar.

Nutrición Calorías: 122 Grasas: 6,8g Hidratos de carbono: 13,5g Fibra: 2,3g Proteínas: 3g

POSTRE

44. Yogur helado de frambuesa

Tiempo de preparación: 10 minutos

Tiempo de cocción: 0 minutos

Porciones: 11

Ingredientes:

- 1½ taza de frambuesas frescas
- 2 tazas de yogur griego
- ½ taza de edulcorante

Direcciones:

1. Haga un puré con la mitad de las frambuesas en un procesador de alimentos.
2. Mezclar el yogur y el edulcorante y verter en un recipiente.
3. Después de 1 hora, incorpore con cuidado el resto de las frambuesas.
4. Congelar de nuevo durante 30 minutos, mezclar con un tenedor y congelar durante otros 30 minutos o hasta que esté sólido.
5. Sacar del congelador de 5 a 10 minutos antes de servir.

Nutrición Calorías 79 Carbohidratos 7g, Carbohidratos netos 6g, Grasas 4g, Proteínas 3g, Sodio 40mg

45. Galletas de chocolate sin azúcar

Tiempo de preparación: 15 minutos

Tiempo de cocción: 15 minutos

Porciones: 8 galletas

Ingredientes:

- ¼ de taza de mantequilla
- ½ taza de edulcorante
- 3 cucharadas de harina de lino molida
- 3 cucharadas de agua
- ½ taza de chispas de chocolate sin azúcar
- 1½ taza de harina de almendra
- 1 cucharadita de levadura en polvo

Direcciones:

1. Precaliente el horno a 325°F.
2. Forrar una bandeja de horno con papel antigrasa.
3. Pulse el edulcorante en un procesador de alimentos hasta que se haga polvo.
4. Acrecentar la mantequilla con el edulcorante hasta que quede esponjoso.
5. Ahora mezcle las semillas de lino, la harina de almendras, la levadura en polvo y el agua.
6. Por último, revuelva las chispas de chocolate de manera uniforme en la masa de galletas.
7. Formar la masa en 8 galletas y colocarlas en la bandeja de horno.
8. Hornear durante 15-20 minutos o hasta que se dore.

9. Enfriar en una rejilla.

10. Guarde las galletas hasta una semana en un molde hermético.

Nutrición: Calorías 165, Carbohidratos totales 9g, Grasas 14g, Proteínas 3g, Sodio 1mg

46. Tarta de chocolate moka sin azúcar de la abuela Sue

Tiempo de preparación: 10 minutos

Tiempo de cocción: 35 minutos

Porciones: 12

Ingredientes:

- 1¼ taza de yogur bajo en grasa
- 1 taza de café fuerte
- ¾ de taza de cacao en polvo
- 1 huevo
- 1 taza de edulcorante
- 2 tazas de harina de uso general
- 2 cucharaditas de levadura en polvo
- 4 cucharadas de aceite vegetal
- 2 cucharaditas de extracto de vainilla

Direcciones:

1. Precaliente el horno a 350°F.
2. Utilizar el spray de cocina para cubrir un molde de Bundt.
3. Mezclar los ingredientes húmedos en un bol pequeño hasta que estén bien mezclados.
4. Ahora mezcla los ingredientes secos en un bol grande.
5. Añadir los ingredientes húmedos a los secos y mezclar con un batidor eléctrico durante 2-3 minutos.
6. Verter la masa en el molde.

7. Hornear durante unos 35 minutos. Prueba el pastel con una brocheta para asegurarte de que está bien cocido.
8. Dejar enfriar el pastel sobre una rejilla.
9. Espolvorear con edulcorante en polvo si se desea.

Nutrición: Calorías 144, Carbohidratos totales 21g Grasas 5g, Proteínas 4g, Sodio 34mg

47. Soufflé de chocolate y naranja

Tiempo de preparación: 10 minutos

Tiempo de cocción: 6 minutos

Porciones: 6

Ingredientes:

- Un poco de aceite vegetal, para engrasar
- Corteza rallada y zumo de 2 naranjas grandes
- ¾ de taza de edulcorante
- 4 claras de huevo grandes, batidas a punto de nieve
- ¼ de taza de cacao en polvo
- 4 cucharadas de crema agria ligera

Direcciones:

1. Precalentar el horno a 400°F.
2. Engrasar ligeramente 6 tazas de té o ramequines aptos para el horno.
3. Calentar la cáscara de naranja, el zumo y el edulcorante durante 3-4 minutos hasta que se forme un jarabe.
4. Verter el almíbar sobre las claras a punto de nieve y batir durante 2 minutos.
5. Incorporar el cacao hasta que esté completamente incorporado.
6. Verter en los moldes y hornear durante unos 5 minutos o hasta que esté bien subido.
7. Servir caliente cubierto con crema fresca.

Nutrición: Calorías 100 Carbohidratos totales 15g Carbohidratos netos 14g Grasas 4g Proteínas 4g Sodio 40mg

48. Mousse de chocolate con frambuesas

Tiempo de preparación: 15 minutos

Tiempo de cocción: 30 minutos

Porciones: 6

Ingredientes:

- 2/3 de taza de chocolate sin azúcar (85% de sólidos de cacao)
- 2 cucharadas de edulcorante
- 1 taza de crema agria semidescremada
- 2 claras de huevo batidas a punto de nieve
- 2½ tazas de frambuesas

Direcciones:

1. Derretir el chocolate y el edulcorante al baño María.
2. Añadir la crema agria y mezclar suavemente con la mezcla de chocolate.
3. Incorporar las claras de huevo al chocolate.
4. Repartir la mezcla en 6 platos y refrigerar durante al menos 30 minutos.
5. Servir las frambuesas junto a la mousse.

Nutrición: Calorías 143 Carbohidratos netos 12g Grasas 10g Proteínas 3g Sodio 40mg

49. Tarta doble de chocolate

Tiempo de preparación: 10 minutos

Tiempo de cocción: 20 minutos

Porciones: 20

Ingredientes:

- 1½ taza de harina de uso general
- ½ taza de cacao en polvo sin azúcar
- 1 cucharadita de bicarbonato de sodio
- Una pizca de sal
- ¼ de taza de aceite de canola
- ¼ de taza de compota de manzana sin azúcar
- 2 huevos
- ½ taza de edulcorante
- ¼ de taza de edulcorante de mezcla marrón
- 1 taza de suero de leche bajo en grasa
- 2 cucharaditas de vainilla
- 1/3 de taza de trocitos de chocolate
- ¼ de taza de sirope de chocolate sin azúcar

Direcciones:

1. Precaliente el horno a 350°F.
2. Rocíe un molde de 9 por 13 pulgadas con aceite en aerosol.
3. Mezclar la harina, el cacao en polvo, el bicarbonato y la pizca de sal en un bol grande. Reservar.
4. Batir el aceite, la vainilla, el puré de manzana y los huevos con una batidora eléctrica.

5. Batir el edulcorante, el suero de leche y la harina.

6. Incorporar los trozos de chocolate con la mano.

7. Vierte la masa en el molde y hornea durante unos 20 minutos. Comprueba si el pastel está listo.

8. Deje que el pastel se enfríe durante 10 minutos y luego córtelo en cuadrados.

9. Rociar con jarabe de chocolate antes de servir.

Nutrición: Calorías 135 Carbohidratos totales 21g Grasas 5g Proteínas 3g Sodio 85mg

RECETAS ESPECIALES

50. Lomo de cerdo al Dijon

Tiempo de preparación: 10 minutos

Tiempo de cocción: de 12 a 14 minutos

Porciones: 4

Ingredientes:

- 1 libra (454 g) de lomo de cerdo, cortado en rodajas de 1 pulgada
- Pizca de sal
- Pimienta negra recién molida, al gusto
- 2 cucharadas de mostaza de Dijon
- 1 diente de ajo picado
- ½ cucharadita de albahaca seca
- 1 taza de pan rallado suave
- 2 cucharadas de aceite de oliva

Direcciones:

1. Golpear ligeramente las lonchas de cerdo hasta que tengan un grosor de unos ¾ de pulgada. Espolvorear con sal y pimienta por ambos lados.
2. Cubrir la carne de cerdo con la mostaza de Dijon y espolvorear con el ajo y la albahaca.
3. En un plato, mezclar el pan rallado y el aceite de oliva y mezclar bien. Rebozar las lonchas de cerdo con la

mezcla de pan rallado, dando palmaditas para que se adhieran las migas.

4. Coloque la carne de cerdo en la cesta de la Air Fryer, dejando un poco de espacio entre cada pieza. Fría en el aire a 390ºF (199ºC) durante 12 a 14 minutos o hasta que la carne de cerdo alcance al menos 145ºF (63ºC) en un termómetro de carne y el revestimiento esté crujiente y dorado. Servir inmediatamente.

Nutrición: Calorías: 336 Grasas: 13g Proteínas: 34g Carbohidratos: 20g Fibra: 2g Azúcar: 2g Sodio: 390mg

51. Brochetas griegas de pollo

Tiempo de preparación: 15 minutos

Tiempo de cocción: 15 minutos

Porciones: 4

Ingredientes:

- 3 cucharadas de zumo de limón recién exprimido
- 2 cucharaditas de aceite de oliva
- 2 cucharadas de perejil fresco de hoja plana picado
- ½ cucharadita de orégano seco
- ½ cucharadita de menta seca
- 1 libra (454 g) de pechugas de pollo deshuesadas y sin piel bajas en sodio, cortadas en trozos de 1 pulgada
- 1 taza de tomates cherry
- 1 calabaza amarilla pequeña de verano, cortada en cubos de 1 pulgada

Direcciones:

1. En un bol grande, bata el zumo de limón, el aceite de oliva, el perejil, el orégano y la menta.
2. Añadir el pollo y remover para cubrirlo. Déjelo reposar durante 10 minutos a temperatura ambiente.
3. Alternando los elementos, ensarte el pollo, los tomates y la calabaza en 8 brochetas de bambú o de metal que quepan en la Air Fryer. Unte con la marinada.
4. Fría las brochetas al aire libre a 380ºF (193ºC) durante unos 15 minutos, pincelando una vez con cualquier resto de marinada hasta que el pollo alcance una

temperatura interna de 165ºF (74ºC) en un termómetro de carne. Deseche los restos de la marinada. Servir inmediatamente.

Nutrición: Calorías: 164 Grasas: 4g Proteínas: 27g Carbohidratos: 4g Fibra: 1g Azúcar: 1g Sodio: 70mg

52. Huevos escoceses

Tiempo de preparación: 10 minutos

Tiempo de cocción: 15 minutos

Porciones: 4

Ingredientes:

- 1 libra de salchicha de cerdo, alimentada con pasto
- 2 cucharadas de perejil picado
- 1/8 cucharadita de sal
- 1/8 de cucharadita de nuez moscada rallada
- 1 cucharada de cebollino picado
- 1/8 cucharadita de pimienta negra molida
- 2 cucharaditas de mostaza molida, y más si es necesario
- 4 huevos duros, pelados con cáscara
- 1 taza de queso parmesano rallado, bajo en grasas

Direcciones:

1. Encienda la Air Fryer, introduzca la cesta de la freidora, engrásela con aceite de oliva, luego ciérrela con su tapa, ponga la freidora a 400°F y precaliéntela durante 10 minutos.

2. Mientras tanto, coloque la salchicha en un bol, añada la sal, la pimienta negra, el perejil, el cebollino, la nuez moscada y la mostaza, y remueva hasta que esté bien mezclada y dé forma a la mezcla en cuatro hamburguesas.

3. Pele cada huevo cocido, luego coloque un huevo sobre una hamburguesa y dé forma a la carne alrededor de ella hasta que el huevo quede uniformemente cubierto.

4. Coloque el queso en un plato llano y, a continuación, pase el huevo por el queso hasta cubrirlo por completo; prepare los demás huevos de la misma manera.

5. A continuación, abra la freidora, añada los huevos, ciérrela con su tapa y cocínelos durante 15 minutos a 400°F hasta que estén bien dorados y crujientes, dándoles la vuelta y rociándolos con aceite a mitad de la fritura.

6. Cuando la Air Fryer emita un pitido, abra la tapa, ponga los huevos en un plato y sírvalos con mostaza.

Nutrición: Calorías: 533 Cal Carbs: 2 g Grasa: 43 g Proteína: 33 g Fibra: 1 g

CONCLUSIÓN:

La diabetes es un trastorno metabólico que se produce cuando el páncreas es incapaz de producir suficiente insulina. En algunos casos, sólo puede producir pequeñas cantidades. La insulina es necesaria para que la glucosa (azúcar) de la sangre entre en las células para que éstas la utilicen como combustible. Cuando no hay suficiente insulina, la glucosa se acumula en la sangre, dañando los vasos sanguíneos y los nervios. Esto puede provocar complicaciones muy graves, como ceguera, daños en los riñones y enfermedades cardíacas.

La prevención pasa por comer alimentos saludables y hacer ejercicio con regularidad. Hay innumerables diabéticos que han controlado su diabetes gracias a una dieta adecuada y al ejercicio, pero en general, la diabetes sigue siendo una enfermedad que da miedo y que hay que tomar en serio. Saber qué puede comer en función de su tipo de diabetes le mantendrá en el buen camino con su salud. Con la información correcta y los recursos adecuados, puede mejorar su vida. Alimentos que se pueden comer:

Todas las verduras: Remolachas, zanahorias, maíz, judías verdes, guisantes, habas, espinacas y boniatos.

Panes/pastas integrales: Cuando busque productos integrales, asegúrese de que estén etiquetados como "100% trigo integral". Otros términos que debe buscar son harina de trigo integral y harina para todo uso.

Cereales integrales: Busca cereales que contengan más de cinco gramos de fibra por ración.

Salmón: El salmón es una excelente fuente de grasas omega-3 saludables para el corazón. También contiene proteínas magras, vitamina B12 y vitamina D.

Estos son sólo algunos de los alimentos que se ha demostrado que ayudan a aliviar los síntomas. Comer de forma saludable es la mejor manera de ayudar a controlar los niveles de glucosa en sangre.

Cuando se trata de perder peso, hay dos métodos diferentes que se mencionan a menudo: la alimentación baja en carbohidratos y la alimentación baja en calorías. Cada uno de estos métodos tiene sus propias ventajas e inconvenientes. Las personas que hacen dietas bajas en calorías pierden peso más rápidamente que las que hacen dietas bajas en carbohidratos, pero después de algún tiempo empiezan a perder músculo en lugar de grasa. Los tipos de alimentos que se consumen en una dieta baja en carbohidratos tienden a ser mucho más calóricos, por lo que la pérdida de peso es más lenta.

Los alimentos bajos en carbohidratos y ricos en proteínas son la pieza central de esta dieta baja en calorías. Esta es la única manera de obtener el máximo crecimiento muscular mientras se pierde peso. Para las personas con problemas de azúcar en la sangre, esto dará lugar a una pérdida de peso mucho más rápido que lo que producen las dietas bajas en calorías. Las calorías y los carbohidratos en estas recetas son muy bajos, por lo que no tendrá un efecto sobre el apetito hasta que haya pasado el tiempo suficiente que realmente comienzan a ver sus libras de distancia.

CPSIA information can be obtained
at www.ICGtesting.com
Printed in the USA
BVHW041040160621
609723BV00019B/469

9 781803 126593